DE LA

MÉTHODE HYPODERMIQUE

DES INJECTIONS SOUS-CUTANÉES

COMME MÉTHODE DE TRAITEMENT

DANS CERTAINS CAS DE CHLORO-ANÉMIE & DE TUBERCULOSE PULMONAIRE

OBSERVATIONS

RECUEILLIES DANS SA CLIENTÈLE ET A SA CLINIQUE

PAR

Le Dr E. BOISSON

SCEAUX

BUREAUX DE LA *MÉDECINE HYPODERMIQUE*

26, RUE HOUDAN, 26

—

1891

DE LA

MÉTHODE HYPODERMIQUE

SCEAUX. — IMPRIMERIE CHARAIRE ET Cⁱᵉ,

DE LA

MÉTHODE HYPODERMIQUE

DES INJECTIONS SOUS-CUTANÉES

COMME MÉTHODE DE TRAITEMENT

DANS CERTAINS CAS DE CHLORO-ANÉMIE & DE TUBERCULOSE PULMONAIRE

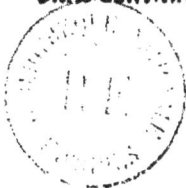

OBSERVATIONS

RECUEILLIES DANS SA CLIENTÈLE ET A SA CLINIQUE

PAR

Le Dr E. BOISSON

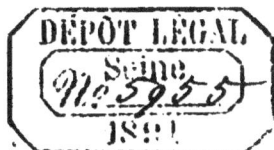

SCEAUX

BUREAUX DE LA *MÉDECINE HYPODERMIQUE*

26, RUE HOUDAN, 26

—

1891

DE LA
MÉTHODE HYPODERMIQUE

HISTORIQUE

La méthode hypodermique, c'est-à-dire l'idée de se servir d'une petite seringue contenant 1 gramme de liquide destiné à être injecté sous la peau, paraît remonter à l'an 1845. M. Rynd (*Dublin medical Press*) aurait fait quelques essais à cette époque. Pravaz, vers 1850, inventa une seringue et lui laissa son nom. Ce petit instrument qui a, depuis, servi de modèle, contenait, comme la plupart des seringues d'aujourd'hui, 1 gramme de liquide; elle était armée d'une fine aiguille munie d'un mandrin à trocart et servait principalement pour le traitement des varices des jambes. Au moyen d'injections de perchlorure de fer liquide, directement portées dans la veine perforée à travers la peau par le trocart, on obtenait la coagulation du sang.

Plus tard l'Américain Wood vulgarisa cette méthode et l'employa pour produire des effets rapides de narcotisme général.

Les médecins anglais Wright, Oliver, Bonnar, B. Bell, Ch. Hunter (qui donna, paraît-il, le nom d'hypodermique à la méthode sous-cutanée) s'emparèrent vivement de ce progrès; les Allemands Geuth et Bertrand, Gutenburg,

Semeleder, Lülzer, etc., etc., furent aussi des premiers à faire des injections sous-cutanées.

En Italie, il convient de citer les noms de Gherini (de Milan), 1861, Guala (de Brescia), Timermans (de Turin), Lesi, Porta, Scarenzio, etc., etc.

Aux États-Unis, Ruppaner le premier aurait introduit la méthode hypodermique vers 1860. Quelques auteurs attribuent la priorité à Fordyce Baker (de New-York), 1856, et à Elliot (1857).

Vers 1860, le professeur Behier fit connaître en France cette méthode ingénieuse par un rapport, par quelques observations personnelles et par des traductions de publications étrangères.

Peu après Maurice Reynaud publie un travail sur les injections de morphine. Ce narcotique restait le seul médicament auquel la nouvelle méthode parût applicable.

En 1862 le professeur Grisolle expérimente, à l'Hôtel-Dieu, le sulfate d'atropine sur son élève J. Roussel, qui se prêta personnellement à ses études. Roussel dans sa thèse de doctorat (1863, Paris), publia le résumé de ses observations personnelles, sur les effets du sulfate d'atropine injecté à doses croissantes jusqu'à l'empoisonnement.

La thérapeutique hypodermique ne possédant que ces deux agents narcotiques, l'injection sous-cutanée ne pouvait prétendre au titre de thérapeutique nouvelle. Quoique étudiée à l'étranger avec plus de zèle qu'en France, elle fit peu de progrès jusqu'aux environs de 1882, où le Dr Roussel commença les publications successives de séries de médicaments nouveaux adaptés à la méthode hypodermique.

Ces publications figurent dans les Bulletins des Sociétés de médecine pratique, de thérapeutique et médicale de l'Élysée : Injections hypodermiques d'arsenic en 1883. Injections d'antipyrine en 1884. Injections de salicylate de fer, d'arséniate de strychnine, d'hyposulfite de soude en 1886. Injections de cyanure de mercure, de chlorure double et de cyanure d'or en 1888. Pendant ce temps, à Buenos-Ayres, les docteurs Gallarani, Quincho, Rowson, Leopolodo de Oca, Granero; à Montevideo, les docteurs Pedro Regules, Luis Maglioni mettaient en pratique la médecine hypodermique dans le traitement de la syphilis.

Enfin, en avril, mai, juin 1886, Roussel préconise les injections d'eucalyptol en solutions huileuses, et l'exposé de toute une méthode de traitement de la phtisie au moyen des injections antiseptiques, aidées de celles d'arséniate de strychnine comme tonique fébrifuge, et de celles de sulfate de spartéine comme tonique du cœur, contre la dyspnée, l'insomnie et les sueurs nocturnes. La thérapeutique, qui possédait déjà mille ressources diverses, propres à combattre les différentes infirmités qui assiègent l'humanité souffrante, s'enrichissait d'un nouveau moyen de les vaincre avec une prompte et sûre efficacité.

Le temps qui, malgré sa course vertigineuse, permet encore aux faits de s'accomplir et aux hommes de prononcer sur eux un jugement certain, a consacré cette excellente découverte.

Une nouvelle porte d'entrée est désormais ouverte aux médicaments et leur permet de pénétrer dans l'économie, et d'exercer sur elle une action presque instantanée.

En effet, en employant la méthode hypodermique, non seulement on arrive à combattre la douleur momentanée, mais encore à vaincre certaines diathèses, à améliorer certains états morbides, à guérir diverses affections; et son pouvoir est tel que l'on pourrait affirmer qu'elle lutte contre la mort elle-même, car elle permet de retarder, en certains cas, l'instant fatal qui doit nous séparer des êtres qui nous sont chers.

L'exposé de cette méthode et de ses résultats fait l'objet de nombreux articles dans la *Gazette des Hôpitaux*, dans le *Journal de Médecine de Paris*, et spécialement dans la *Médecine hypodermique*, journal dévoué à la propagation de la thérapeutique nouvelle.

Plusieurs confrères auxquels le Dr Roussel avait enseigné ses découvertes successives publièrent de nombreux travaux inspirés par leurs succès.

Nous citerons la thèse de doctorat du Dr E. Pons (1888) : « Traitement de la tuberculose par les injections hypodermiques d'eucalyptol », à l'hôpital Saint-Joseph (thèse publiée sous les auspices du Dr Tison, médecin à cet hôpital.

En février 1888, une brochure du Dr Hainaut sur le traitement antiseptique de la phtisie, appliquée dans sa clientèle. — En 1886-87-88-90-91, de nombreux rapports et articles dans les journaux le *Lyon Médical*, l'*Allgemeine Wiener Zeitung*, le *Lancet*, la *Revue des anté militaire*, de Madrid, etc., etc.

Dans cette même période de 1880 à 1890, plusieurs médecins français, des professeurs de l'École de Paris, ont employé avec succès la méthode hypodermique : Huchard, Dujardin-Baumetz, Bouchard, Vulpian, Charcot, d'Arsonval, professeur au collège de France.

Paul Reclus, chirurgien des hôpitaux, s'est très bien trouvé des injections sous-cutanées d'éther iodoformé dans les affections tuberculeuses des organes de la génération).

Comme ayant fait faire un grand pas à la méthode hypodermique, mentionnons encore le recueil des Drs Bourneville et Bricon qui, en 1885, en ont fait succinctement l'historique et décrit avec beaucoup de soins les instruments, le manuel opératoire, et toutes les formules des préparations injectées jusqu'alors.

Enfin le Dr de Baker, le rédacteur en chef de la *Revue générale de l'antisepsie médicale et chirurgicale*, dans son dernier numéro du 25 août 1891, regarde la méthode hypodermique comme le procédé le plus efficace pour obtenir l'antisepsie rapide des poumons.

Nous croyons aussi devoir citer les conclusions d'un brillant et consciencieux mémoire émanant de la Société médico-chirurgicale de Londres, qui nous fournit de précieux renseignements sur l'action physiologique et l'application thérapeutique des injections sous-cutanées :

1° L'action des médicaments au point de vue thérapeutique et physiologique est la même que s'ils étaient administrés par les voies ordinaires ;

2° L'absorption en est bien plus rapide. Les effets sont de beaucoup plus prompts que quand on emploie les médicaments par la bouche ou par le rectum ;

3° Que l'injection soit faite au point même où se trouve localisée l'affection morbide, ou en un endroit voisin, ou en tout autre endroit du corps, l'effet est aussi prompt ;

4° Ce qui constitue pour cette méthode de réels avantages, c'est la rapidité et la sûreté dans l'action, l'intensité dans les effets, l'emploi du médicament à doses moins massives, la facilité de l'administrer, et la possibilité d'éviter des résultats désagréables ;

5° Il est seulement nécessaire, au point de vue de l'application, de n'employer que des substances absolument neutres et limpides, afin d'éviter les accidents locaux.

Le Dr Fourset de Bellesme, de son côté; conclut en ces termes une fort intéressante publication sur la matière :

1° Le tissu cellulaire sous-cutané absorbe rapidement la substance injectée. A l'aide de cette méthode, les physiologistes n'ont plus besoin, dans le cours de leurs expériences, de faire avaler à un animal un poison que, le plus souvent, il vomissait au bout d'un instant ; ils lui en injectent une solution concentrée directement sous la peau. L'expérience a démontré qu'on obtient une action plus régulière et plus constante par les injections sous-cutanées que par les méthodes ordinaires. Ceci est tellement vrai,

que l'on peut affirmer que, dans presque tous les cas, il
est permis de produire, avec une dose déterminée de
médicament, un effet constant et voulu, en un espace de
temps très court et presque prévu.

C'est là une raison majeure et déterminante pour
classer les injections hypodermiques au nombre des meilleurs agents thérapeutiques.

2° Pour employer en injection hypodermique une
substance toxique ou médicinale, il faut qu'elle soit suffisamment soluble pour qu'on ne soit pas dans l'obligation
d'avoir recours à un acide; car l'injection ne doit être
ni corrosive, ni irritante;

3° Enfin, il est encore un point sur lequel il faut attirer
l'attention du praticien : c'est qu'il ne doit injecter aucune
substance susceptible d'être précipitée, soit par les chlorures alcalins, soit par l'albumine. Les sérosités albu-
mineuses qui contiennent les mailles du tissu cellulaire,
détermineraient, en effet, dans ce cas, une double décomposition dès les premières gouttes de l'injection où le
médicament resterait sans action et sans effet;

4° La dose du médicament doit être inférieure à celle
que l'on administrerait soit sous forme de pilules, soit en
potion; car l'absorption étant plus rapide et plus sûre, il
pénètre réellement dans l'économie une quantité plus considérable de matière active;

5° L'extension qu'a prise en peu de temps cette
méthode si rationnelle, si simple, impose le devoir de la
recommander.

Grâce à tous ces efforts, les études des médicaments
propres aux injections sous-cutanées sont parvenues à
constituer une pharmacopée complète adaptée à la thérapeutique.

Cette pharmacopée est aujourd'hui amplement assez
riche pour satisfaire au traitement d'un grand nombre
d'affections.

Les maladies de dénutrition telles que l'anémie, la chlorose, etc., sont très fréquentes dans la jeune population parisienne. Les médicaments indiqués pour les combattre par le D⁰ J. Roussel, l'arsenic, la strychnine, le fer et l'or, etc., produisent en si peu de temps de si beaux résultats, que nos malades guéris ont envoyé après eux un grand nombre de clients à notre clinique, et que, sans l'avoir cherché, nous nous sommes trouvé devenir, pour ainsi dire, spécialiste pour la chlorose, l'anémie, la scrofulose, etc., prodromes ordinaires des affections plus graves du poumon.

Ce sont ces résultats et les observations d'un certain nombre de cures que nous avons cru utile de publier.

DES INJECTIONS SOUS-CUTANÉES

COMME MÉTHODE DE TRAITEMENT DANS CERTAINS CAS
DE CHLORO-ANÉMIE ET DE TUBERCULOSE
PULMONAIRE.

DES INJECTIONS SOUS-CUTANÉES

Comme méthode de traitement dans certains cas de chloro-anémie

Je soumets à mes confrères quelques observations relatives aux résultats que j'ai obtenus en traitant par les injections sous-cutanées des malades atteints de chloro-anémie ou bronchites spécifiques ou non.

J'ai été amené à me servir de ce mode de traitement dans les cas assez fréquents où l'ingestion de médicaments produisait des troubles gastriques.

Ce trouble fonctionnel, la dyspepsie, se rencontre très fréquemment chez beaucoup de malades, toujours dans le cas où l'anémie est fortement prononcée et, surtout, chez les phtisiques arrivés à la période cachectique.

Or nous savons tous combien, chez ces derniers, nous éprouvons de difficulté à leur faire supporter soit, des aliments solides ou liquides, soit, à plus forte raison, une médication reconstituante.

En présence de malades présentant les principaux signes de la chlorose : faiblesse, pâleur, palpitations, menstruation nulle ou imparfaite, dyspepsie (dégoût absolu des aliments), essoufflement, etc., etc., nous avons pensé qu'il y avait lieu de les traiter par la méthode de notre maître et ami le Dr Roussel. Nous avons, en outre, fait subir le traitement des injections sous-cutanées à des malades atteints de bronchites chroniques, à des asthmatiques, à des phtisiques à tous les degrés ; les résultats, même chez ces derniers, sont encourageants, et quand ils arrivent profondément débilités, mais pas absolument cachectiques, on peut compter sur une réelle amélioration.

Très rapidement, ils recouvrent l'appétit, le sommeil; l'expectoration diminue et ils augmentent sensiblement de poids dès le premier mois.

L'auscultation confirme les résultats ci-dessus; les râles sous-crépitants, humides, sibilants sont modifiés ou ont disparu, les cavernes subissent un arrêt dans leur développement et leur sécrétion peut devenir nulle. (Je citerai une observation de grande caverne ne sécrétant presque plus.)

Quant aux observations de chloro-anémie ou d'anémie que je vais soumettre à mes confrères, elles encourageront certainement un grand nombre de ceux qui, après quelques déboires, craignent pour leurs malades soit des abcès, soit des indurations douloureuses.

A ceux-là je dois conseiller de se servir de solutions injectables connues [1].

Du manuel opératoire et du formulaire dépend le succès ou l'insuccès des injections hypodermiques et du traitement.

Les lésions qui suivent les injections sous-cutanées sont toujours imputables à la main de l'opérateur, ou à un instrument défectueux, ou à une solution mal préparée.

Aussi je ne saurais trop recommander à l'opérateur, dans l'intérêt de ses malades et pour s'éviter des déboires, de se faire à lui-même une injection du produit dont il ne connaît pas la source.

Je l'ai toujours fait, moi-même, non par précaution, mais par curiosité, ayant eu à ma disposition de bonnes

---

1. Il faut bien avouer que celles du Dr Roussel, aqueuses ou huileuses, sont sans exception très bien supportées et n'occasionnent jamais ni le moindre abcès ni la moindre induration.

solutions, antérieurement expérimentées par le Dr Roussel
qui s'est infligé de fréquentes douleurs avant d'arriver à
perfectionner son formulaire.

La bonne solution en main, il reste à faire convena-
blement l'injection. Cette opération consiste à soulever
fortement de la main gauche un pli du derme, à tenir la
seringue parallèlement au plan du membre et à plonger
à la base du pli une longue aiguille qui, la peau étant
lâchée, répandra le liquide le plus loin possible de la
piqûre d'entrée.

Retirer aussitôt l'aiguille, frictionner et masser.

Il est démontré que tous ces détails de technique sont
nécessaires à une bonne opération ; il n'y a aucune objec-
tion à leur faire. Si l'on voit tous les jours des médecins
se plaindre des accidents survenus à la suite d'injections
sous-cutanées, c'est à la solution incertaine qu'il faut s'en
prendre ; c'est la seringue, c'est l'aiguille malpropre qu'il
faut incriminer.

L'asepsie la plus rigoureuse doit donc présider à cette
petite opération qu'on peut renouveler plusieurs fois par
jour et sans inconvénient pour le patient, si cela est
nécessaire.

Je ne vais pas jusqu'à recommander de faire des lava-
ges au niveau de la partie que l'on doit piquer [1], mais
simplement de se servir de seringues et d'aiguilles absolument propres. Par exemple, pour une injection aqueuse,
ne pas prendre une seringue qui, quelques instants auparavant, aura servi à faire une injection huileuse. Il faut
absolument éviter tout mélange et toute décomposition
chimique entre les diverses préparations. Je ne voudrais
pas recommander d'instruments, mais je dois dire que
depuis que je fais des injections sous-cutanées je me suis
servi de la seringue en celluloïd préconisée par le

---

1. A la fesse gauche de la région rétro-trochantérienne, sur le côté, afin
que le malade ne soit pas assis sur le point piqué.

Dr Roussel, et qu'elle me paraît réunir toutes les conditions d'antisepsie.

Elle est très maniable et facile à tenir propre.

Au moment où je publie ce travail, on me remet une thèse de M. le Dr Hirschfeld intitulée : *Contributions à l'étude des ferrugineux en injections hypodermiques.*

Cette thèse a été offerte à la Société de thérapeutique par M. Dujardin-Beaumetz, médecin des hôpitaux ; les observations en ont été recueillies dans son service et sous sa direction.

J'ai lu ce travail, il est fait avec beaucoup de soins, mais il est fait aussi pour décourager malades et médecins des solutions ferrugineuses, en injections sous-cutanées. En voici les conclusions :

1° Les injections ferrugineuses sous-cutanées sont douloureuses ;

2° Ces injections sont inefficaces ;

3° Cette médication est peu pratique et difficilement applicable dans la clientèle ;

4° Actuellement il n'existe aucune préparation qui réalise toutes les conditions désirables pour ces injections.

Il est regrettable que le Dr Hirschfeld n'ait pas su que le Dr Roussel, en 1886, employait le salicylate de fer en solution injectable et avec succès, il aurait sans aucun doute donné une tout autre tournure à sa thèse qui a peut-être retardé beaucoup de confrères dans leur conversion à la foi hypodermique.

Si j'eusse connu moi-même les résultats négatifs du Dr Hirschfeld, je ne me serais probablement pas risqué à faire dans ma clientèle des injections sous-cutanées au salicylate de fer.

Je n'aurais peut-être même pas osé l'essayer sur moi-même, et je n'aurais pas pu me convaincre que cette solution ferrugineuse est très bien tolérée.

Au moment où est sous presse cet opuscule, M. le

professeur Dujardin-Beaumetz publie dans le supplément au *Bulletin général de thérapeutique* les lignes suivantes, que nous nous empressons de reproduire :

M. Magagni recommande contre la chlorose les injections sous-cutanées de pyrophosphate [1], de citrate [2], de pyrophosphate citro-ammoniacal de fer, à la dose de 3 grammes, en solution à 5 pour 100. Les injections doivent être faites avec *une longue aiguille*, pour que la solution soit portée aussi loin que possible de l'endroit où a été faite la piqûre. On fait ensuite un massage modéré pour favoriser l'absorption de la solution. Dans dix cas, Magagni dit avoir obtenu rapidement la guérison de la chlorose. (*Raccoglitore medico.*)

Ces injections ont été aussi préconisées par Rosenthal dans le traitement des *affections nerveuses*; il recommande l'emploi de deux préparations : le peptonate de fer en solution au dixième, deux injections par jour, et l'oléinate de fer en solution au vingtième, à la même dose, il donne la préférence au peptonate de fer.

Trente à quarante minutes après l'injection, on voit le fer apparaître dans les urines, ce qui prouve la rapidité de son absorption.

Cette médication serait surtout indiquée dans la neurasthénie, la dyspepsie asthénique des anémiques, quand il faut avant tout éviter d'administrer le fer à hautes dose. (*Deutsch. medic. Wochenschr.*)

Je dois ajouter que je n'ai pas employé seulement les injections au salicylate de fer, mais que j'ai traité *mes malades chloro-anémiques* alternativement et selon le cas, à l'arséniate de strychnine, au fer et aux phosphates [3],

1. Employé aussi par MM. Huguenin à Zurich, Wychinski, N. Neuss qui observèrent des phénomènes d'irritation locale.
2. Localement l'injection cause une sensation de brûlure.
3. Je me suis toujours servi des solutions injectables préparées au laboratoire pharmaceutique de Sceaux et dont le dépôt est à Paris, 3, rue Jacob.

et j'ai pu réunir assez d'observations pour engager ferme-
ment mes confrères à se servir, à proposer, devrais-je
dire, la voie sous-cutanée aux malades obstinés à ne plus
vouloir ou à ne plus pouvoir prendre de médicaments par
voie stomacale.

Observation I.

Mme B., à Aulnay près Sceaux, 28 ans, parents bien portants. Traitée
à Paris depuis plusieurs mois, son état chloro-anémique ne fait
qu'empirer. Envoyée chez ses parents à la campagne, nous sommes
appelé à lui donner nos soins.

Elle garde le lit, sa faiblesse est extrême.

Les muqueuses palpébrales et celles des gencives sont entièrement
décolorées, le teint est d'une grande pâleur. N'a pas eu de menstruation depuis six mois. Dyspepsie, dégoût absolu des aliments.

Toux sèche et fréquente. A l'auscultation, souffle cardiaque. Râles
sibilants aux 2 sommets, respiration saccadée. Submatité dans les
fosses sus et sous-épineuses.

Nous soumettons notre malade à la méthode hypodermique, le
20 août 1889.

Eucalyptol, arséniate de strychnine et fer injectable. Après trois
semaines de ce traitement, la toux est supprimée, la respiration
redevient normale. La menstruation est revenue avec l'appétit. La
malade peut faire à ce moment 2 kilomètres tous les jours pour venir
à notre consultation et continuer trois semaines encore le traitement.

Nous l'avons revue depuis, et tout récemment jouissant d'une
excellente santé.

Observation II.

Mlle A. L., 18 ans, demeurant à Sceaux. Les parents jouissent d'une
bonne santé. Elle-même s'est bien portée jusqu'à l'âge de 16 ans.

Dès cette époque, elle se plaint de troubles digestifs, d'essoufflement,
de palpitations; plus tard faiblesse très grande, idées noires, ne se nour-
rit qu'à grand'peine et a horreur des aliments solides.

Le teint est pâle, les muqueuses décolorées, mauvaise menstruation.

Est soumise au traitement ferrugineux et arsenical sous toutes les formes pendant environ 18 mois. Pas de résultat appréciable. A ce moment, au mois de janvier 1890, elle ne peut plus rien supporter, les aliments, même liquides, ne passent plus. Notable amaigrissement; de plus en plus découragée, elle garde le lit. Elle tousse. A l'auscultation, sommets douteux, quelques râles sibilants, fièvre vespérale.

Le 5 janvier, nous commençons les injections sous-cutanées. Alternativement, arséniate de strychnine et fer injectable trois fois par semaine.

Le 20 janvier, la malade ne tousse plus, elle quitte la chambre pour venir à notre consultation et continuer son traitement.

Elle commence déjà à ce moment à supporter quelque nourriture, mais reste encore très faible.

Un mois après, le 20 février, nous avions injecté sous la peau, et sans inconvénient pour la partie rétro-trochantérienne piquée, 40 à 50 fois, soit du salicylate de fer (15 injections), soit de l'arséniate de strychnine [1].

L'appétit est totalement revenu. Les forces aussi. La menstruation se fait normalement et nous cessons progressivement les injections sous-cutanées. Quelques mois après, l'amélioration a fait place à une guérison complète et aujourd'hui, après plus d'un an, nous pouvons affirmer qu'elle s'est toujours maintenue.

Observation III.

*M*me *C., rue des Écoles, à Sceaux*, 45 ans, constitution faible, nerveuse. Se plaint depuis longtemps de digestions laborieuses et actuellement ne peut plus supporter les aliments solides; faiblesse très grande. Dysménorrhée très accentuée. Les digestifs, les toniques par la voie stomacale n'ont pas depuis six mois modifié son état. Le 20 juin 1890, nous conseillons la méthode hypodermique. Arséniate de strychnine tous les deux jours la première semaine. — Tous les jours à partir de la deuxième semaine et sans discontinuer pendant un mois une injection sous-cutanée alternativement arséniate et sali-

---

1. Le docteur Pepper s'est très bien trouvé (dans la forme chronique) des injections d'arséniate de strychnine dans quelques cas d'aéro-tellurisme protéiforme; les injections d'arséniate de strychnine, dit-il, permettent à l'organisme de maintenir intact d'une part sa vitalité ou d'atténuer les atteintes de la maladie, et d'autre part de résister victorieusement à l'adynamie qui accompagne ou qui suit les attaques et qui caractérise la forme chronique de l'affection. (*De la Malaria*.)

Ed. Pepper, 1891.

cylate de fer. Son appétit est revenu, elle peut travailler de 8 à
10 heures par jour sans trop de fatigue ; plus de dysménorrhée, plus
de maux d'estomac. Sans aucun traitement depuis plus de 10 mois,
la guérison s'est maintenue.

Observation IV.

Mⁿᵉ D. B., 25 ans, à Sceaux, grande, un peu maigre. Pas d'appétit,
faiblesse générale. Menstruation défectueuse, palpitations.

23 juin 1890. Traitement par la méthode hypodermique. 20 piqûres
d'arséniate de strychnine et 10 de salicylate de fer suffisent pour la
remettre complètement et lui permettre de faire un travail très fatigant. Six mois après, nous la revoyons très satisfaite du traitement
et n'éprouvant aucun des malaises qu'elle accusait précédemment.
Revue un an après, elle continue à se bien porter.

Observation V.

Mᵐᵉ E. C., 35 ans, 2 enfants, Paris. Tempérament lymphatique.
Anémie consécutive à des pertes utérines très abondantes au moment
des époques. Se plaint fréquemment de maux de tête, névralgies sus-
orbitaires, anorexie, faiblesse générale ; garde le lit la plus grande
partie de la journée.

Du 10 janvier 1890 au 31 mars de la même année, nous lui faisons
environ 37 piqûres : arséniate et fer injectable, cette dernière solution
principalement au moment des époques, c'est-à-dire huit jours environ
avant le flux menstruel présumé.

Cette anémique, grasse, avec toutes les apparences d'une bonne
santé, n'a pas tardé à mieux aller. Elle a pu se lever, vaquer aux
soins de son ménage. L'appétit est revenu ainsi que le sommeil.

Le flux mensuel, quoique devenu plus régulier, était encore trop
abondant et affaiblissait la malade qui venait nous revoir de temps
en temps, et nous faisions alors tous les jours pendant une huitaine
une injection au salicylate de fer. Voilà bientôt un an qu'elle n'a pas
eu à revenir à la Clinique et nous savons que son état de santé est
excellent.

Observation VI.

Mᵐᵉ Th., place Maubert, à Paris, 28 ans. Métrorragies, pertes men-
suelles durant 10 à 12 jours. Les muqueuses de la bouche, palpébrales

et oculaires sont complètement décolorées; palpitations, souffle cardiaque très prononcé, essoufflement, pas d'appétit.

1er mai, injections d'ergotinine très bien supportées pendant les 4 premières séances.

5 mai, salicylate de fer jusqu'au 20 mai, où les époques reparaissent à peu près normales.

La malade se trouve déjà mieux, recouvre l'appétit et, obligée de travailler, ne vient plus à notre clinique.

Nous la revoyons six mois après au mois de novembre, fatiguée par de nouvelles pertes; elle reprend le traitement au fer injectable et repart encore une fois paraissant entièrement remise.

Observation VII.

Mme D. Gr., 28 ans. A toujours été délicate. Mariée, a eu 3 enfants. Très fatiguée. Anorexie, battements de cœur, très essoufflée. Du 15 janvier 1890, 8 injections sous-cutanées, arséniate de strychnine. Se trouve mieux, mais cesse trop tôt le traitement. Le reprend au mois de mars, 25 piqûres. Se trouve entièrement rétablie et continue encore à se bien porter.

Observation VIII.

Mme E. Q., demeurant à Paris, tempérament lymphatique. A beaucoup travaillé, 32 ans. Pertes fréquentes tous les mois. Les époques durent 8 jours et sont irrégulières.

Palpitations, faiblesse, névralgies, pas d'appétit.

Mai 1889. Traitement hypodermique. Arséniate de strychnine, phosphates, fer injectable, cyanure de mercure. 30 piqûres amènent une grande amélioration. Repos. Reprise du traitement 5 jours après. L'amélioration persiste. La malade voit ses époques arriver régulièrement et constate qu'elles sont de durée plus courte et moins abondantes.

Nous cessons encore une fois le traitement hypodermique pour le reprendre au mois de septembre 1889. Les névralgies, les palpitations ont disparu. L'appétit est excellent. Mme E. Q. a repris ses occupations et nous la revoyons plus d'un an après pour constater que la guérison persiste.

Observation IX.

Nous sommes appelé à donner nos soins à *Mme X., demeurant à Sceaux*, pour des pertes très abondantes et ayant nécessité à plusieurs reprises l'application de tampons.

Péritonite localisée. Par la suite faiblesse extrême. Dégoût des aliments. Teint, muqueuses absolument décolorés. Pouls petit, faible, misérable. Les potions toniques et reconstituantes sont mal supportées, et notre malade s'alimente fort mal.

Nous conseillons les injections sous-cutanées au mois de juin 1889, fer injectable et arséniate. Pendant deux mois nous faisons ce seul traitement qui nous a donné d'excellents résultats.

L'appétit est revenu, les pertes ne se renouvellent plus, mais la menstruation ne se fait pas encore. Pertes blanches abondantes. La malade est assez forte pour se lever et venir continuer le traitement à notre consultation.

Les époques reviennent au mois d'août, et depuis lors tous les phénomènes de chloro-anémie ont disparu. Depuis près de deux ans nous n'avons pas eu à la soigner ni par les piqûres sous-cutanées, ni autrement. La santé antérieurement était très délicate et nécessitait souvent notre intervention.

Observation X.

*M*ⁿᵉ *Pr.*, 33 ans, *demeurant rue de Seine, à Paris,* vient nous trouver, 204, rue Saint-Martin, à notre clinique, le 5 décembre 1890.

Elle a les apparences d'une bonne santé, elle est grosse, grasse, d'un tempérament lymphatique. Tisseuse de son métier, actuellement elle est incapable de travailler ; elle est essoufflée pour monter même au premier étage.

Malgré l'emploi de nombreuses préparations ferrugineuses et des meilleurs toniques, elle n'a jamais éprouvé, nous dit-elle, une amélioration durable.

En outre de tous les signes habituels de la chloro-anémie (anémie, dyspepsie, flueurs blanches), elle tousse depuis environ six mois et principalement la nuit. Nous trouvons à l'auscultation des râles sibilants disséminés à droite et à gauche de la poitrine.

Quelques injections sous-cutanées à l'eucalyptol, mais principalement phosphates, cyanure de mercure, fer, arséniate de strychnine en alternant et en ne faisant jamais plus de deux injections à la fois.

Quinze jours après, le 20 décembre, elle reprenait son travail et constatait un mieux très sensible. Nous continuons le traitement jusqu'au 15 janvier et la malade nous quitte entièrement guérie.

Observation XI.

*M*ˡˡᵉ *C. B.*, 20 *ans*, tempérament lymphatique, éprouve en travaillant des malaises; grande faiblesse, bourdonnements d'oreilles, éblouissements. Fièvre le soir; menstruation irrégulière et remplacée le plus souvent par une leucorrhée abondante. Elle tousse depuis environ six mois et depuis quelques jours remarque que ses crachats sont sanguinolents.

A l'auscultation souffle cardiaque très prononcé, respiration rude, prolongée aux deux poumons, râles crépitants.

Très chloro-anémiée, elle n'a pas d'appétit, ses digestions sont difficiles. Gonflement épigastrique, constipation.

Soumise au traitement hypodermique (Eucalyptol et arséniate de strychnine), pendant deux mois consécutifs, Mlle C. éprouve dès le premier mois assez de force pour reprendre son service. Elle ne tousse plus et nous ne trouvons, du reste, plus rien à l'auscultation. Les époques ne sont pas encore normales et nous continuons pendant un mois à lui injecter sous la peau tantôt des phosphates tantôt des solutions arsénicales ou ferrugineuses, toujours très bien tolérées.

Nous avons revu depuis cette malade qui continue toujours à bien aller.

Elle ne toussait plus, l'appétit et les forces revenaient. Un mois après elle nous déclarait ne s'être jamais si bien trouvée, elle n'avait plus d'essoufflement, de flueurs blanches, etc.

Partie tout à fait guérie dans les premiers jours de janvier 1891, nous avons appris, par une mals le qu'elle nous a envoyée tout dernièrement, qu'elle continuait à toujours se bien porter.

Observation XII.

Mlle Hg., 20 ans. Chloro-anémique, orpheline, mariée depuis deux ans. Ses parents jouissaient d'une santé médiocre, sont morts cependant accidentellement.

Réglée à quatorze ans, elle a   eu une enfance pénible. A seize ans, elle se plaignait d'essoufflement à la moindre fatigue, son appétit était capricieux et la digestion difficile. Douleurs lombaires au moment de la menstruation, sang décoloré.

Depuis son mariage a fait deux fausses couches après un ou deux mois de conception et dans l'intervalle d'un an.

Malgré les préparations toniques et martiales ingérées à différentes reprises, aucun changement notable dans l'état général.

Nous conseillons le traitement hypodermique en décembre 1890. Arséniate, fer.

L'état général s'améliorait bientôt, les forces revenaient, mais deux mois après, les époques, normales auparavant, n'étaient pas

encore revenues et il survenait en même temps que des troubles
gastriques, des changements physiques qui ne nous laissaient aucun
doute sur une troisième grossesse.

Quelques jours après, des douleurs lombaires survenaient, des
pertes sanguinolentes, enfin tous les symptômes de fausse couche.

Quelques jours de repos, continuation du traitement hypodermique.

Nous sommes au septième mois, la santé générale reste bonne,
et il y a lieu de supposer que la grossesse se terminera par un
accouchement normal [1].

Nous avons voulu publier cette observation qui nous
a paru intéressante.

Les injections sous-cutanées qui agissent rapidement
n'exerceraient-elles pas une influence heureuse chez les
femmes prédisposées aux fausses couches, soit par suite
de faiblesse, soit pour toute autre cause plus ou moins
constitutionnelle?

Nous n'hésitons pas, dans ces cas de fausses couches
fréquentes, à conseiller, même dans le doute, l'emploi
d'une demi-seringue de cyanure d'hydrargyre renouvelée
2 ou 3 fois par semaine, sans préjudice d'arséniate ou de
salicylate de fer, en injections tous les jours.

Nous voudrions pouvoir publier toutes nos observations de chloro-anémie, au moins les plus intéressantes,
mais elles sont trop nombreuses et nous ne devons pas
oublier que nous avons voulu seulement prouver dans
ces quelques pages que les injections sous-cutanées
pouvaient, dans certains cas, suppléer avantageusement
la médication interne.

Nous avons aussi voulu démontrer que l'opération
n'est pas douloureuse [2] qu'elle est pratique et parfaitement

1. L'accouchement s'est effectué au 8e mois. L'enfant et la mère se
portent actuellement fort bien. Le docteur L. Hamon de Fresnay a traité
présentivement et avec succès un cas d'avortement à répétition, se produi-
sant chez une anémique aux époques et sous l'influence du molimen
mensuel, par les injections périodiques de bichlorhydrate de quinine.

2. Nous affirmons que, sur 300 malades traités par nous, nous n'avons

applicable, même dans la clientèle, et enfin, contrairement à ce qu'écrivait en 1886 notre confrère le Dr Hirschfeld, dans sa thèse inaugurale, qu'il existe une préparation ferrugineuse (salicylate de fer) qui réalise toutes les conditions désirables, sans préjudice des autres solutions : arséniate de strychnine, phosphates, etc., etc., qui nous ont paru rendre au moins le même service.

A ceux qui voudraient m'objecter que mes observations ne prouvent pas l'efficacité de l'injection ferrugineuse, m'étant servi en même temps et de phosphates et d'arséniates, je répondrai que certains confrères, le Dr Bilhaut, orthopédiste distingué, et mon ami le Dr Gélineau, pour ne citer que ceux-là, ont obtenu des résultats on ne peut plus satisfaisants par l'emploi seul d'une solution ferrugineuse au salicylate de fer.

En nous communiquant leurs observations si concluantes, ils ont bien voulu nous autoriser à les publier.

Qu'ils reçoivent ici nos plus sincères remerciements.

Chloro-anémie; guérison par l'emploi exclusif du fer injectable.

Observation du Dr Bilhaut, professeur libre d'orthopédie.

Mlle N., 24 ans, femme de chambre chez des maîtres à qui je donne régulièrement mes soins, m'est présentée le 4 février 1891.

Réglée à quatorze ans, cette personne a été atteinte, il y a deux ans et demi, d'une chloro-anémie. Elle a dû retourner dans sa famille et y séjourner six mois.

Rentrée à Paris depuis deux ans, elle a joui d'une bonne santé jusqu'à il y a trois mois. Depuis cette époque elle a commencé à pâlir, a été prise de lassitude; elle a perdu l'appétit. Les nuits sont agitées et presque sans sommeil.

Les conjonctives sont décolorées, les lèvres sont blanches. Rien aux poumons ; souffle doux aux premiers temps.

rencontré qu'un seul cas (dans notre clientèle de ville à Paris) rebelle à l'injection sous-cutanée.

Ce malade, phtisique, était, en outre, d'une surexcitabilité maladive et exceptionnelle, car depuis nous n'avons pas trouvé un deuxième exemple à signaler.

La menstruation reste régulière, incolore, mais l'écoulement physiologique est réduit au minimum. Pas de leucorrhée.

Depuis trois mois, la malade a pris spontanément, ou sur les conseils du pharmacien voisin, des pilules ferrugineuses, du vin de quinquina et enfin du fer réduit par l'hydrogène.

Sur les renseignements que j'avais puisés dans le journal *La Médecine Hypodermique*, je songeai à recourir chez cette malade à la solution de fer injectable.

Je procédai de la manière suivante :

1er *jour*, 5 *février*. J'injectai sous la peau, au niveau de la région intra-scapulaire gauche, un quart de seringue au salicylate de fer.

L'injection, portée assez profondément, grâce à l'obliquité de la piqûre, ne produisit qu'une douleur insignifiante.

6 *février* Pas l a moindre réaction inflammatoire. La malade me dit avoir ressenti une excitation qui s'est traduite toute la journée par une plus grande résistance à la fatigue.

7 *février*, 2e *injection*. J'emploie une demi-seringue de solution au salicylate de fer que j'injecte près du scapulum droit. Pas de douleur.

8 *février*. La malade a mieux dormi ; elle se sent plus forte. L'appétit est un peu revenu.

9 *février*, 3e *injection*. J'injecte une demi-seringue de solution ferrugineuse.

10 *février*. État stationnaire. Le malade n'a pas ressenti après cette piqûre le bien-être qui s'était produit précédemment.

11 *février*, 4e *injection*. J'emploie une seringue pleine.

12 *février*. Amélioration notable. Le sommeil et l'appétit reviennent.

Les 13, 15, 17 et 19 *février*, je pratique chaque fois l'injection d'une seringue pleine, en alternant à droite et à gauche. L'état de la malade s'est amélioré de jour en jour.

L'appétit est normal, les forces sont revenues, la coloration du visage est fraîche.

L'entourage de la malade est émerveillé du résultat.

20 *février*. Apparition des règles. Je cesse les injections ferrugineuses. Les menstrues durent trois jours, elles sont plus abondantes que de coutume.

20 *avril*. J'examine de nouveau la malade. Elle a supprimé tout traitement depuis le 19 février. L'anémie a totalement disparu. Les forces sont revenues et le souffle doux en premier temps du cœur n'existe plus.

Il a donc suffi chez cette malade de huit injections hypodermiques de fer injectable pour obtenir les meilleurs effets.

C'est la première malade que je soigne de cette façon. Le résultat obtenu est des plus encourageants. Ce traitement n'occasionne aucune douleur, si l'on a soin de suivre les préceptes qui dominent la méthode d'administration des médicaments par la voie hypodermique, c'est-à-dire si l'on injecte profondément, dans le tissu cellulaire sous-cutané, la substance médicamenteuse.

La propreté de l'aiguille, l'asepsie du produit injectable, mettent absolument en garde contre les complications inflammatoires.

Dʳ BILHAUT.
5, avenue de l'Opéra.

Chloro-anémie; guérisons par l'emploi du fer injectable.

(Observations du Dʳ Gélineau.)

« Monsieur et honoré confrère,

« Je regrette avec vous qu'avant de poser des conclusions sur l'inefficacité, la sensation douloureuse et la difficulté d'application des injections sous-cutanées ferrugineuses, le Dʳ Hirschfeld n'ait pas essayé celle de Roussel dont je me sers tous les jours avec succès dans mon cabinet, soit comme moyen adjuvant de la médication générale, soit comme traitement essentiel d'une foule d'affections.

« Déconseiller ou proscrire les injections de fer, c'est se priver à plaisir d'une arme énergique et rapide en ses effets. J'avoue qu'en employant, comme l'a fait notre confrère, le mélange suivant dont on m'avait vanté la formule en apparence très rationnelle :

Fer dialysé......................	5 grammes.
Glycérine......................	20 —
Eau distillée.....................	12 —

j'ai très douloureusement affecté mes malades, avec quelque soin que l'aient préparée d'excellents pharma-

ciens; mais l'injection de fer de Roussel ne m'a donné
aucun déboire, rarement un peu d'engourdissement le
long du bras ou une gêne analogue à celle occasionnée
par un pincement de la peau. (J'ai l'habitude de faire
l'injection dans le deltoïde.)

« L'usage de ces injections s'impose à chaque instant
dans la pratique. Je ne parle pas de leur emploi banal
dans la chlorose et l'anémie quand l'estomac a en profond
dégoût les médicaments, mais je vous citerai brièvement
trois observations :

Observation I.

Mme X..., 39 *ans, de Coutras*, a eu quatre enfants dont le dernier
a cinq ans ; elle a depuis plusieurs années des pertes hémorragiques
qui durent 2 semaines, ne lui laissent jamais plus de 8 jours de
répit ; il en est résulté une chloro-anémie profonde, des palpitations
et des vertiges l'empêchant de marcher, névralgies généralisées dans
tous les membres, — prurigo insupportable, surtout la nuit. —
Émotivité extrême, insomnie, urination très fréquente, perte
d'appétit, constipation extrême, intolérance absolue des ferrugineux.

Je conseille injection sous-cutanée de fer de Roussel, une cuillerée
à café de magnésie le matin, après des lotions froides générales, un
mélange de bromure de potassium et de chloral le soir et des injections vaginales de Crésol Lérys (crésylate double de potasse et de
soude) matin et soir.

Huit jours après, le sang, devenu plus dense et plus riche en
globules, était arrêté, la malade mangeait et marchait mieux, mais il
y avait toujours absence de sommeil et un prurit désagréable de la
peau, de la gorge et de la langue. — Je renonce au chloral et au
bromure et j'emploie, pour le calmer, la vératrine à la dose de 4 à
5 milligrammes par jour.

Avec l'usage répété des injections, ma malade, désespérée jadis,
reprend force, bonne mine, engraisse et fait de longues marches ;
quelques nouvelles injections ferrugineuses affirmèrent ce que, dans
son enthousiasme méridional, elle appelait sa résurrection.

Observation II.

Mlle L..., *24 ans, rue de Laval, Paris*, présente au plus haut degré tous
les symptômes de la chlorose dyspeptique, si bien décrite par Huchard,

— elle n'est devenue telle que parce qu'on l'a *bourrée* de ferrugineux sous toutes les formes, de vins de quinquina, de viandes rouges, etc. et soumise à un régime hydrothérapique sévère : douches, bains,etc., etc. — Aujourd'hui elle en est saturée et ne veut plus en entendre parler, — tout l'appareil digestif est frappé d'atonie, il émet de fréquents renvois, la digestion est lente, flatulente. Les désordres nerveux d'ordre réflexe éclatent de toutes parts : céphalalgie, palpitations, lassitude, essoufflement à la marche, mains tremblantes,points douloureux erratiques, névralgies dentaires, — aussi la malade est-elle affaiblie et découragée au possible. Du reste, les règles apparaissant à époques fixes et en quantité normale, ce qui me ferait croire que l'abus des ferrugineux et toniques constamment recommandés et, peut-être, l'hypochlorhydrie sont seuls les causes de la maladie, — je dois y joindre la station debout et le séjour constant dans un magasin sombre et privé d'air et de lumière.

En l'état des choses, je ne pouvais pas continuer les errements de mes devanciers et insister sur une médication interne en présence d'un estomac en déroute. Je me bornai à conseiller les injections répétées trois fois par semaine de fer injectable de Roussel, qui ont complètement remis à flot un organisme voué auparavant à un naufrage complet. Dès les premières injections, ma malade se trouva plus forte et plus active, sans se plaindre jamais que ces injections l'aient empêché de remplir ses devoirs de demoiselle de magasin. — Ainsi que je l'ai observé chez plusieurs de mes malades, les injections reçues, elle se sentait aussitôt plus active et plus énergique et ce mieux-être, très grand encore le lendemain, allait s'affaiblissant de jour en jour, de sorte qu'elle arrivait en hâte le 3ᵉ jour quémandant à nouveau l'opération qui la vivifiait à nouveau !

« Ces injections de fer de Roussel, si commodes à manier, puisque le médecin est sûr de sa dose et n'a à craindre aucun mécompte en les employant, sont appelées à guérir (je le crois du moins), dans des mains de praticiens, une foule d'états d'asthénie ou d'adynamie où l'incitation vitale fait défaut et domine la scène morbide, surtout si, aux injections ferrugineuses, on adjoint les injections d'arséniate de strychnine. Peut-être, décrirai-je un jour aussi quelles satisfactions elles m'ont données dans les neurasthénies si communes de notre temps. — Aujourd'hui

je me contenterai de parler de l'amélioration qu'elles ont
produite dans un cas d'albuminurie grave, une maladie
où la thérapeutique brille plus par son impuissance que
par ses succès !

Observation III.

Mlle M. B..., 43 ans, *mercière, de la Société de l'Avenir*, présente,
en apparence, tous les signes de la santé, mais en réalité, depuis
nombre d'années, elle est albuminurique, se plaint des reins à
chaque instant, a les yeux bouffis, accuse des manifestations conges-
tives et a, par litre d'urine, de 10 à 32 grammes d'albumine. — Elle
a suivi divers traitements, mais sans succès ; le régime lacté lui est
odieux et elle veut essayer autre chose.

La médication à laquelle j'ai eu recours est uniquement constituée
par des frictions aromatiques sur tout le corps et l'emploi 2 fois par
semaine des injections sous-cutanées de fer auxquelles nous avons
joint les injections d'arséniate de strychnine comme incitant vital.
Eh bien ! sous leur influence, j'obtenais au bout de quelques mois la
disparition presque complète de l'albumine ; elle n'en a plus que
36 centigrammes par litre. — N'est-ce point un beau résultat ? Je
sais bien qu'un fait isolé n'a pas une valeur thérapeutique très
grande, mais il s'agit ici d'une maladie si rebelle que mon succès
authentique engagera peut-être mes confrères à recourir à une
méthode aussi active que rationnelle ?

Dr GÉLINEAU.

Les observations de nos confrères les docteurs Bilhaut
et Gélineau nous paraissent on ne peut plus concluantes.

Les injections au salicylate de fer sans autre traite-
tement ont rendu en très peu de temps une excellente
santé à quatre malades chez lesquels elle était auparavant
très compromise.

Tout en affirmant avec preuves à l'appui que le salicylate de fer, employé seul, rend de grands services par
la méthode hypodermique, je n'en recommanderais pas
moins à mes confrères de se servir préalablement ou
alternativement des solutions que j'ai employées dans les
observations ci-dessus.

En terminant, les observations relatives à la chloro-anémie faisons remarquer qu'il nous a paru que les femmes anémiques et sujettes aux épistaxis et aux métrorragies abondantes se trouvaient bien des injections au salicylate de fer (Voir les obs. V, VI et IX.). Dans ces cas particuliers et très fréquents, nous conseillons d'insister pendant 8 ou 10 jours au moins sur le fer injectable.

Aux anémiques lymphatiques, à tare scrofuleuse (obs. VIII, X.), les phospates, l'arséniate de strychnine et quelques injections de cyanure d'hydrargyre rendent de réels services.

Aux nerveuses, l'arsenic, le fer, tous les reconstituants injectables conviennent ; elles sont vite améliorées, mais aussi, sujettes à de fréquentes rechutes, à cause de cette nervosité particulière qui les fait se fatiguer et travailler plus qu'il ne conviendrait ; une nouvelle série d'injections, trois ou quatre au plus, leur est nécessaire pour obtenir une guérison durable.

Enfin nous voyons que la chlorose se rencontre souvent associée au lymphatisme et à la scrofule, que dans ce dernier cas, si fréquent du reste, nous sommes en présence d'un terrain favorable au bacille de la tuberculose.

Avec ces malades à toux sèche, à phymie douteuse il faut se hâter de faire l'antisepsie des poumons par les injections d'eucalyptol, sans négliger pour cela tous les reconstituants injectables, le salicylate de fer, l'arséniate de strychnine, etc., etc.

DES INJECTIONS SOUS-CUTANÉES

Comme méthode de traitement de la phtisie pulmonaire, de la bronchite chronique et de l'asthme.

———

Nous venons de publier quelques observations de chloro-anémie qui viennent toutes de malades ayant réclamé le traitement par voie sous-cutanée. Les uns n'avaient obtenu aucune amélioration par la voie stoma-cale, c'est le plus grand nombre ; les autres ont accepté, le cœur léger, cette façon commode, sinon agréable, mais sans danger, de prendre tous les jours ou tous les 2 jours une médication qui agit rapidement[1] (dans les cas bénins 8 à 10 séances, quelques semaines dans les cas les plus graves).

Nous allons maintenant présenter à nos confrères quelques observations de malades atteints de phtisie pulmonaire, de bronchites chroniques et d'asthme.

Si les premiers n'ont pas toujours obtenu une guérison complète, nous pouvons assurer que tous obtiennent une amélioration le plus souvent persistante ; cette amélioration se rencontre, assurément, chez les malades phtisiques traités d'après les méthodes ordinaires, mais si rarement !

Chez les asthmatiques, l'amélioration est telle que nous pouvons assurer que nous avons enfin une arme

---

1. Les confrères qui pratiquent depuis peu cette méthode sont enthousiasmés des résultats qu'ils qualifient d'étonnants.

sérieuse pour combattre ces effroyables crises d'asphyxie qui, par leur intensité, font le désespoir des malades et des médecins.

Observation I.

M. T... âgé de 30 ans, de Paris. Venu nous trouver à notre clinique, 204, rue Saint-Martin, mai 1890. Malade depuis 2 ans. A eu un gros vomissement de sang en avril 1888, soigné par son médecin avec ergotine, puis huile de foie de morue créosotée, sirops calmants, pointes de feu. Ce traitement n'enraie pas la maladie, les phénomènes de phtisie pulmonaire s'aggravent. Le malade va 2 mois à la campagne. Revient à Paris 2 mois après, un peu amélioré.

Peu de temps après, toux intense, expectoration. L'appétit reste bon. Il continue son traitement créosoté jusqu'au jour où il vient nous voir, c'est-à-dire le 13 mai 1890, pour se faire soigner par la méthode hypodermique. A cette époque se plaint d'une toux opiniâtre quintes très pénibles, surtout le matin, transpiration abondante. Les crachats sont verdâtres et contiennent à l'examen microscopique beaucoup de bacilles. La respiration est pénible. Chaque montée d'étages lui occasionne de douloureuses suffocations.

Auscultation : Poumon gauche, râles humides, cavernes en avant et en arrière. Au niveau de la fosse sous-claviculaire, un souffle amphorique énorme d'une intensité telle qu'on le perçoit très nettement à travers les vêtements en avant, en arrière, en haut et en bas, Poumon droit : respiration puérile, pas de râles.

Traitement : Injections sous-cutanées tous les 2 jours avec : Eucalyptol [1], spartéine, arséniate ou fer injectable.

Le 20 juin, la transpiration a disparu, la toux est moins intense. L'appétit reste toujours bon. Même traitement jusqu'au mois d'août. Ne tousse presque plus, quelques crachats encore le matin. Le malade a repris des forces, n'a plus depuis longtemps de sueurs nocturnes et conserve un excellent appétit. A l'auscultation, le souffle ampho-

---

1. Dans sa monographie sur la malaria, le Dr Pepper fait mention du Dr Roussel et de sa formule à l'essence d'Eucalyptol. Il dit page 232 :

« Les Drs Lewis, Morris, Von Schweintz ont employé avec succès l'essence d'Eucalyptus contre la céphalée tellurique dans les cas où la quinine avait échoué; ajoutons que Weit Mitchell et Warton Sinkler l'ont également employée avec succès contre la céphalalgie, de même le Dr Roussel. Il ajoute : Grâce au véhicule, cette formule n'est pas douloureuse et n'entraine pas d'accidents, et nous l'employons journellement dans la tuberculose, la bronchite chronique et toutes les maladies des voies respiratoires. »

rique est moins intense, moins prolongé, les râles humides, caverneux, ne s'entendent plus en avant; en arrière, encore quelques râles qu'on entend manifestement dans la grande caverne.

M. X. continue le traitement hypodermique tout l'hiver en se reposant par intervalle de deux semaines ou un mois. Il continue à se bien porter. Nous faisons faire l'analyse de ses crachats le 6 mars 1891, par M. Colin, micrographe distingué, qui s'est mis très généreusement à notre disposition pour la recherche des bacilles expectorés par nos malades de la clinique.

Examen de crachats, 6 mars 1891, de M. X.

Ils contiennent comme éléments :

1° Cellules épithéliales pavimenteuses nombreuses;

2° Cellules épithéliales des alvéoles pulmonaires. Rares;

3° Hématies faiblement colorées, peu nombreuses;

4° *Bacilles de Koch*, assez abondants, petits, sectionnés, comme ratatinés.

Nous n'avons pas observé de fibres élastiques.

E. COLIN, *chimiste micrographe,*
79, boulevard de Strasbourg, Paris.

Avril 1891. Injections sous-cutanées d'arséniate de strychnine et de fer. L'état général continue à bien aller et nous pensons bien faire, après avoir lu la communication de M. le professeur Picot de Bordeaux, de faire, suivant la formule de ce dernier, des injections à l'eucalyptol gaïacolo-iodoformé.

Nous sommes obligé d'y renoncer bientôt. M. X. a la diarrhée, des coliques, etc. Nous reprenons le 1er mai avec les injections d'eucalyptol simple, les reconstituants, fer, arséniate.

Observation II

M. O., *rue Manin, 83 bis, à Paris.* Assez grand, maigre, de constitution plutôt chétive.

Il nous est envoyé par le père du malade qui fait le sujet de la première observation.

Il nous raconte qu'il a commencé à tousser au mois d'octobre 1889, qu'il a remarqué quelques filets de sang dans ses crachats pendant l'épidémie d'influenza, moment où sa bronchite a pris une plus grande extension.

Traitement par les injections sous-cutanées le 3 janvier 1891.

Il a craché du sang il y a une huitaine de jours. Tousse et expectore régulièrement tous les matins à son lever. Transpiration la nuit. Amaigrissement notable depuis un an environ.

Son appétit est normal. A l'auscultation nous trouvons des râles sous-crépitants aux deux sommets, léger souffle, respiration rude.

Eucalyptol et spartéine tous les 2 jours jusqu'au 20 janvier.

A ce moment M. G. ne transpire plus la nuit, tousse et expectore beaucoup moins.

Les crachats, moins épais, deviennent glaireux, spumeux.

Nous alternons alors nos piqûres d'eucalyptol avec arséniate de strychnine et phosphate.

Le malade va très bien, est très gai et manifeste à plusieurs reprises son étonnement de ne plus tousser.

Nous ne trouvons plus rien à l'auscultation, à peine quelques râles sibilants en faisant respirer fortement.

M. G... cesse tout traitement fin février, nous promettant de revenir à la première indisposition.

Nous avons eu depuis de ses nouvelles. Six mois après avoir abandonné le traitement hypodermique, la toux n'est pas encore revenue.

Observation III.

M. D., âgé de 30 ans, demeurant à Sceaux, phtisique, a commencé à tousser il y a environ six ans, en 1885. Bronchite négligée et traitée par les potions-kermétisées, vésicatoires, huile de foie de morue créosotée.

A l'auscultation, râles sous-crépitants et humides, cavernes aux deux sommets, tousse et crache abondamment, rend ses aliments en toussant, est sujet à avoir fréquemment des rechutes qui l'obligent à garder le lit, à se tenir assis sous peine de respiration difficile.

Nous le soumettons au traitement hypodermique le 2 avril 1890. Eucalyptol, spartéine et arséniate de strychnine.

Actuellement il garde le lit, tousse et crache continuellement. Fièvre le soir, crises d'étouffement à chaque mouvement trop brusque. Pas d'appétit.

15 jours après le traitement hypodermique à l'eucalyptol et spartéine, le malade se trouve beaucoup mieux. Il tousse et crache moins, ne transpire plus. La respiration plus libre lui permet le séjour de la chambre hors du lit. L'appétit est revenu.

Le 17 avril, eucalyptol et arséniate que nous continuons tous les jours pendant une huitaine.

M. D. se trouve bien et reprend son travail à Paris, et continue, quoique irrégulièrement, le traitement hypodermique à notre clinique, 204, rue Saint-Martin.

Le 1er mai, nous constatons à l'auscultation que si les cavernes persistent, les râles sous-crépitants et humides ont considérablement diminué.

Il se trouve du reste de mieux en mieux, quand il est repris d'une de ses nombreuses rechutes le 3 mai. Il étouffe de nouveau, crache et tousse. Sous l'aisselle à gauche nous constatons une congestion pulmonaire qui cède à l'emploi des vésicatoires sinapismes, etc. Le traitement est continué et le mieux ne tarde pas à se faire sentir.

Le 10 mai, plus de congestion, la toux se calme et l'appétit commence à revenir.

M. D. va passer tout le mois de juin au Mont-Dore, saison qu'il a l'habitude de faire tous les ans.

Nous ne le revoyons qu'au mois d'octobre de la même année, en assez bon état, mais désireux de reprendre les injections sous-cutanées.

Novembre et décembre se passent très bien. Le malade, ne tousse presque plus et conserve son excellent appétit. La figure est bonne et il a augmenté de poids d'une façon très sensible. Nous voudrions un examen de ses crachats et ne pouvons en obtenir, le malade, tout à fait bien, ne crache plus. Bien malgré nous, M. D. cesse de nous voir et ne continue plus le traitement hypodermique.

Rechute au mois d'avril 1891. Toux et expectoration, étouffement. Respiration soufflante. Râles sous-crépitants réapparaissent. Reprend le lit. Examen des crachats par M. Colin, le 23 avril.

1° Cellules épithéliales pavimenteuses rares;

2° Cellules des alvéoles en petit nombre;

3° Quelques hématies décolorées;

4° Fibres élastiques;

5° Bacilles de Koch très nombreux.

Ces bacilles présentent les caractères suivants :

Très longs, incurvés ou tordus, rarement rectilignes, accouplés ou réunis par petits groupes de 3 à 5. Certains présentent un commencement de segmentation, mais la majorité paraît vivace.

COLIN.

Paris, 23 avril 1891.

Nous recommençons une nouvelle série d'injections sous-cutanées et actuellement notre malade va beaucoup mieux et se dispose à partir pour faire sa saison annuelle du Mont-Dore.

Il en est revenu le 8 juillet en grande hâte et à grand'peine 10 jours après son départ.

Repris d'une de ses rechutes auxquelles nous sommes habitué et qui le plus souvent sont dues à des imprudences, son médecin du Mont-Dore, très effrayé, nous l'a renvoyé, craignant un accident fâcheux au commencement d'une saison.

Il n'en a heureusement rien été.

Après avoir eu pendant quelques jours des étouffements, de la fièvre, une expectoration abondante, nous avons pu, en reprenant la médication hypodermique, ramener notre malade à un état très satisfaisant. Il crache encore beaucoup, mais reste levé toute la journée, sort et mange avec assez d'appétit. Nous avons tout lieu d'espérer que l'état de notre malade s'améliorera encore et en attendant nous pouvons affirmer qu'il est sorti victorieux d'une situation critique qui en vérité pouvait donner quelque inquiétude à notre confrère du Mont-Dore.

4 septembre. Nous avons cessé tout traitement depuis une quinzaine.

Le malade qui fait le sujet de cette longue observation va assez bien pour faire de petits voyages et s'occuper de ses affaires particulières.

L'expectoration a bien diminué, l'appétit est tout à fait revenu et le sommeil ne fait plus défaut.

Observation IV.

M. J., typographe, demeurant à Sceaux, 26 ans, de stature moyenne. Les parents frères ou sœurs sont bien portants.

A eu un premier vomissement de sang le 29 novembre 1890 à la suite d'une violente quinte de toux, il toussait depuis plus d'un mois et négligeait absolument tout traitement.

Nous sommes appelé à le voir et à le soigner le 6 décembre à la suite d'une nouvelle hémoptisie plus grave que la première.

Après les soins les plus urgents, les vomissements arrêtés, nous proposons la méthode hypodermique.

Nous avions constaté au poumon droit une caverne de la grosseur d'une noisette et dans laquelle on entendait manifestement des gargouillements.

Autour de cette caverne, des râles secs et humides dans toute la région sous-claviculaire; en arrière, râles moins nombreux sous-crépitants fins. La respiration, puérile à gauche, était du côté droit malade, rude, saccadée. La percussion donnait de la matité en avant, et en arrière à droite.

Nous commençons le traitement des injections sous-cutanées le 20 décembre 1890.

Nous commençons par une injection d'eucalyptol renouvelée tous les 2 jours la première semaine. La deuxième semaine, deux injections tous les 2 jours, l'une à l'eucalyptol, l'autre à la spartéine.

Ces injections sont très bien supportées. 15 jours après les premières, c'est-à-dire le 5 janvier 1891, nous en faisons tous les jours deux, et cela pendant deux mois environ.

La faiblesse, qui était très grande au commencement de décembre, va tous les jours en diminuant et disparaît suffisamment pour permettre au malade de reprendre, le 3 janvier, son travail de 10 heures par jour.

Ce malade qui toussait et crachait abondamment tous les matins, ne crache presque plus; la fièvre vespérale qui, pendant les premiers jours du traitement fatiguait le malade, a complètement disparu, plus de transpiration non plus la nuit.

Au début du traitement, le malade ressentait à chaque quinte de toux une vive douleur au sommet du poumon droit et quelques palpitations de cœur. Douleurs et palpitations ont totalement disparu vers le milieu de février où le malade cesse tout traitement.

Depuis cette époque nous ne revoyons notre malade qui habite près de chez nous que pour constater que l'amélioration se maintient.

Si notre malade en nous quittant ne toussait plus, ne crachait plus, se trouvait en mesure de faire un travail fatigant, il n'en reste pas moins porteur de lésions pulmonaires améliorées et qui peuvent un jour, sous l'influence d'un refroidissement, recommencer à faire parler d'elles. Aussi conseillons-nous à notre client de reprendre après un repos de trois mois son traitement hypodermique.

Nous le recommençons en effet, le 29 mai 1891, en débutant comme la première fois par une injection d'eucalyptol.

Observation V.

M. Canier, rue Raspail, à Saint-Ouen. De constitution robuste, a commencé à tousser il y a une dizaine d'années, à cracher après une fluxion de poitrine datant de 2 ans; à partir de ce moment, tantôt bien, tantôt mal; transpiration la nuit, faiblesse extrême; alcoolique, buvait beaucoup; a commencé le traitement hypo termique le 16 mai, eucalyptol et arsenic; piqûres bien supportées; alternativement : fer, arsenic et eucalyptol. Le 30 mai, l'état du malade est le même : pas d'appétit, difficulté à marcher à cause des étouffements, pas de forces, impossible de faire le moindre travail, ne dormait pas la nuit à cause de la toux.

Le 4 juin, un changement très notable survient : le malade boit et mange beaucoup, ne tousse presque plus et sent ses forces revenir promptement. Il lui semble, dit-il, qu'il soulèverait actuellement un poids de 100 kilos.

Le 11 juin, l'état général de notre malade s'améliore de plus en plus. Il a grand appétit, dort et repose toute la nuit. Il ne crache et tousse que le matin. Nous continuons la même médication alternant avec eucalyptol, arséniate, fer ou phosphate, et ne le voyons plus que tous les 2 jours. A cessé le traitement hypodermique depuis fin juillet, se trouvant très bien, ne toussant et crachant presque plus.

Observation VI.

M. J., 18 ans, *rue Vendredin*, 12, Paris. Asthmatique, se plaint depuis plusieurs années d'étouffements qui se renouvellent fréquemment et qu'aucune médication n'a améliorés.

Il vient nous trouver le 28 janvier 1891 ; à ce moment il est sous le coup d'un accès très violent. Il respire bruyamment et avec beaucoup de peine. A l'auscultation nous trouvons des râles sibilants dans toute la poitrine, en avant comme en arrière, au sommet comme à la base. Il est ciseleur de son métier et a toujours monté très difficilement, même lorsqu'il n'avait pas d'accès, les six étages qui le conduisent à son atelier. Son frère, âgé de 14 ans, est atteint de la même affection. Il souffre aux mêmes époques et sous l'influence d'un changement atmosphérique des mêmes accès que son frère aîné.

Nous proposons aussitôt à M. J. de le traiter par la méthode hypodermique. Il se décide très volontiers, n'ayant obtenu aucun résultat par la médication stomacale.

Le 28, une demi-piqûre d'arséniate de strychnine, injection non douloureuse et très bien supportée.

Le 29, le 31 janvier, même traitement en augmentant progressivement les doses.

Le 2 février, nous donnons la seringue entière, c'est-à-dire 3 milligrammes d'arséniate. Ces piqûres sont toujours très bien tolérées et paraissent déjà le soulager.

Les 3, 5, 9, jusqu'au 23 février, nous faisons 10 piqûres d'arséniate de strychnine et le malade se déclare à ce moment absolument guéri.

Il n'a pas eu de nouvel accès et nous ne trouvons à l'auscultation que quelques râles sibilants fort rares, disséminés. Nous conseillons d'interrompre le traitement pendant une huitaine.

Nous le reprenons le 2 mars et jusqu'au 18 nous faisons 5 injections sous-cutanées.

Le malade ne croit plus devoir revenir. Il se déclare absolument guéri; en présence de son frère, qui ne suit pas le même traitement et qui continue à avoir ses accès de suffocation, il se réjouit et se déclare très satisfait de la médication.

Depuis un mois et demi il n'a pas été repris, il peut courir et monter sans arrêt les six étages de son atelier et sans avoir la moindre suffocation.

Dans le courant du mois d'avril, il est venu 2 fois le 3 et le 13 par pure précaution et ayant toujours peur d'être repris.

Après nous avoir promis de revenir au moindre petit accès, nous ne le voyons plus depuis environ 5 mois.

Observation VII.

Mᵐᵉ An. demeurant à Paris âgée de 60 ans, asthmatique, se plaint d'étouffements depuis environ 20 ans. Depuis plusieurs années a des crises d'étouffements qui se renouvellent une ou deux fois par semaine. En outre elle tousse et crache des mucosités blanchâtres. Elle ne peut monter un étage sans s'arrêter plusieurs fois, même en dehors de ses crises, lorsqu'elle va relativement bien. A l'auscultation, en avant comme en arrière, la poitrine est remplie de râles sibilants qu'elle entend elle-même très distinctement quand elle est couchée.

Elle vient nous trouver le 18 août et commençons ce même jour à lui faire une injection hypodermique d'arséniate de strychnine.

Jusqu'au 26 du même mois nous continuons le même traitement la laissant reposer un jour sur deux.

Le 27, comme elle continue à tousser et à cracher, le matin nous faisons deux injections sous-cutanées, une à l'arséniate et une 2ᵉ à l'eucalyptol, les deux piqûres sont très bien supportées et nullement douloureuses. La malade n'a pas été reprise de crises violentes.

A peine une fois a-t-elle eu des étouffements qui ont en quelque sorte simulé ces crises d'autrefois.

Elle vient 4 fois par semaine et, du 1ᵉʳ septembre au 24 du même mois nous employons avec l'arséniate, le menthol qui paraît lui réussir.

En ce moment et depuis le traitement, aucune crise, plus ou pas d'étouffements.

A l'auscultation, quelques râles sibilants en arrière seulement, disséminés dans toute la poitrine.

Nous renvoyons M⁽ᵐᵉ⁾ An. et lui conseillons de se reposer du traitement et de le reprendre au commencement de l'hiver.

Observation VIII.

M. D. C., gendarme, est atteint de bronchite chronique depuis environ dix ans. A différentes époques de l'année, principalement à l'automne, cette bronchite prend des proportions plus graves. Malgré les soins donnés par différents médecins et après avoir pris tous les médicaments ordonnés en pareil cas, la bronchite, loin de céder, s'aggrave; lorsqu'il vint nous trouver, au mois de décembre 1890, M. D. C. passait ses nuits sans sommeil, avait perdu l'appétit. Il avait diminué de poids (3 kilos) en très peu de temps.

A l'auscultation, nous trouvons des râles disséminés dans toute la poitrine : principalement à droite et au sommet des râles humides, et en arrière, à gauche, des râles sibilants. Ces derniers existaient aussi à droite et en arrière sous l'aisselle.

Nous commençons le traitement hypodermique le 1ᵉʳ décembre par une injection d'eucalyptol. Nous continuons les jours suivants en alternant avec arséniate de strychnine.

Les injections, bien supportées, n'étaient pas douloureuses. Nous continuons en faisant tous les jours ou tous les deux jours deux piqûres (eucalyptol, arséniate ou fer) et nous constatons bientôt un mieux très sensible. Le malade tousse beaucoup moins le 24 décembre, dort la nuit, mange suffisamment pour reprendre son service. Augmentation de poids : 1 kilo. Après avoir continué le traitement avec quelques interruptions causées par les exigences de la caserne, nous laissons notre malade vers la fin du mois de février 1891 en le priant de revenir nous voir au bout de trois mois. A ce moment, il tousse à peine le matin, il dort et mange avec beaucoup d'appétit.

A force de prières et d'appels réitérés, nous revoyons notre malade le 13 juin 1891. Il paraît bien portant.

L'auscultation ne nous révèle aucun râle, ni en avant, ni en arrière, à peine un peu de rudesse dans la respiration en avant. La toux n'existe pour ainsi dire plus, l'appétit est normal, le sommeil et les forces sont entièrement revenus depuis longtemps et le malade paraît étonné de notre insistance à vouloir encore le soigner. Du 13 au 23 juin, nous lui faisons encore quelques injections sous-cutanées en vue de prévenir une rechute possible.

Le 2 juillet, notre malade n'a pas reparu depuis huit jours et nous apprenons, par des voisins, qu'il se trouve très bien et ne croit pas nécessaire de continuer.

Pour éviter toute rechute, nous engageons, cependant, tous nos malades bien portants à venir nous retrouver et suivre quelques jours le traitement sous-cutané, précaution qui préviendra tout retour de la maladie.

Observation IX.

Mlle X., *demeurant à Sceaux*, 18 ans. Tempérament lymphatique. A perdu un frère qui a succombé après deux ans de maladie à une tuberculose pulmonaire, il y a environ huit ans. Le père a succombé lui-même à une bronchite il y a trois ans, bronchite de nature probablement spécifique.

En 1888, nous avons été appelé à donner nos soins à Mlle X., pour une bronchite siégeant surtout à gauche et que nous avons traitée par les vésicatoires, les potions kermétisées. Déjà, à cette époque, la malade toussait beaucoup, avait des crachats verdâtres, de la transpiration la nuit, etc., etc., n'était plus réglée.

Elle va mieux et reprend son travail.

Nous la revoyons quelque temps après et nous constatons une nouvelle poussée de bronchite : fièvre vespérale, transpiration nocturne, crachats verdâtres, toux incessante et donnant lieu à l'expulsion des aliments. L'auscultation révèle de gros râles humides à gauche, rien ou peu de chose du côté droit. Absence de règles. Pertes blanches. Nous proposons le traitement hypodermique qui est accepté et très bien toléré.

Eucalyptol, spartéine pendant le premier mois, tous les deux jours d'abord, puis tous les jours.

Au bout de très peu de temps, quinze jours au plus, c'est-à-dire après sept ou huit séances, nous obtenons une amélioration très notable. Plus de transpiration la nuit, la malade mange et garde les aliments ; la toux diminuée est moins fatigante.

Continuation du traitement pendant environ deux mois avec quelques alternatives de repos. A l'eucalyptol et à la spartéine, nous associons le fer, l'arséniate et le phosphate.

Au bout de ce laps de temps, notre malade ne toussait plus ou presque plus, les époques étaient revenues, elle reprenait des forces et s'en allait travailler dix ou douze heures par jour dans une imprimerie du voisinage.

Malgré cette amélioration considérable, nous constatons dans le poumon gauche des râles nombreux indiquant une infiltration tuberculeuse; nous prévenons notre malade d'avoir à revenir tous les trois mois subir un traitement qui lui réussit et qu'elle supporte très bien. En deux ans, nous avons dû reprendre le traitement, mais cette reprise coïncidait avec une nouvelle poussée de tubercules et nous devions combattre à nouveau les mêmes symptômes : toux, crachats, fièvre, transpiration.

Nous avons toujours réussi à nous rendre maître de ces rechutes et aujourd'hui, 29 juin 1891, après plus d'un an de cessation de traitement, l'état de la malade est très satisfaisant. Elle n'a pas discontinué de travailler et a toutes les apparences d'une bonne santé. Elle dort et mange très bien, est très bien réglée, tousse et crache rarement, quelquefois le matin.

Nous n'en trouvons pas moins à gauche, dans la partie qui est restée toujours malade, de nombreux râles sous-crépitants qui indiquent qu'il faut toujours veiller et que la malade ne doit pas se considérer comme absolument guérie.

Nous espérons qu'elle n'attendra pas une nouvelle rechute et que, sans plus tarder, elle acceptera une nouvelle série d'injections hypodermiques.

Observation X.

*M*ⁱˡᵉ *X., demeurant à Sceaux, 18 ans.* — Malade depuis 3 ans environ. A été traitée antérieurement par la médication ordinaire, c'est-à-dire a pris force potions calmantes ou créosotées sans amener dans son état une amélioration notable.

Quand nous sommes appelés à lui donner nos soins au mois de juillet dernier, la malade est couchée, ne se lève plus de son lit que fort péniblement, est d'une pâleur et d'une maigreur extrême. Plus d'appétit. Dégoût absolu de toute espèce d'aliments.

A l'auscultation nous trouvons à gauche une infiltration tuberculeuse ayant envahi toute la partie postérieure du poumon. En avant, toujours du même côté une caverne, clapotement, gros râles, humides.

A droite, respiration puérile en arrière, pas de lésions appréciables, un peu d'obscurité au sommet et en avant. Submatité à ce niveau à la percussion.

Toux incessante la nuit, crachoir rempli de crachats nummulaires et très caractéristiques. Fièvre vespérale.

Nous commençons aussitôt à faire l'antisepsie des poumons et injectons : Eucalyptol, spartéine, arséniate de strychnine.

Nous procédons par petites doses en alternant avec spartéine et

arséniate mais faisons pendant huit jours malgré quelques plaintes
de la patiente, de l'antisepsie par l'eucalyptol.

La faiblesse extrême de notre malade lui faisait mal supporter la
médication sous-cutanée et elle voyait avec un sentiment de crainte
l'approche de nos longues et fines aiguilles.

Repos pendant 4 jours. Aucune amélioration notable n'est sur-
venue; la malade cependant consent à manger, et la toux semble un
peu diminuée.

Reprise de traitement et avec persistance pendant un mois complet.

La malade supporte mieux ses piqûres, peut se lever un peu et
repose la nuit.

L'amélioration augmente de semaine en semaine et, après un
nouveau repos plus prolongé, notre malade vient elle-même, aujour-
d'hui 20 septembre, à notre consultation, reste levée à peu près toute
la journée, mange et boit à la grande satisfaction de sa famille.

Le sommeil n'est plus interrompu la nuit. La toux et les crachats
sont rares. Augmentation de poids très sensible.

Enfin, à l'auscultation, nous ne retrouvons plus que la caverne
bien diminuée et la disparition complète de l'infiltration tuberculeuse
en arrière.

Il résulte de nos observations relatives à la phtisie
pulmonaire que dans tous les cas, même les plus graves,
au bout de peu de jours, quinze à vingt jours. les malades
voient leur toux se calmer, leur fièvre diminuer, les
vomissements disparaître, l'appétit revenir. La transpiration de la nuit est un des premiers symptômes qui disparaît
après huit ou dix jours de traitement. Chez plusieurs de nos
malades, l'examen des crachats a démontré que les bacilles
avaient subi une modification trois mois après un traitement rigoureusement suivi; cette modification consiste
dans leur plus ou moins grande vitalité; à côté de bacilles
vivaces, le microscope en trouve de tordus, ratatinés,
segmentés, ce qui est le commencement de la fin de cet
agent provocateur. La plupart d'entre eux, en recouvrant
la santé, augmentent de poids, et, chez plusieurs, nous
avons constaté une disparition à peu près complète des
phénomènes d'auscultation observés un an auparavant.

Chez de nombreux phtisiques traités par notre maître, le docteur Roussel, nous avons nous-même constaté cette disparition de râles humides, crépitants ou sibilants, que nous avions notés une année auparavant.

Ces derniers, que nous avons rencontrés et examinés il y a peu de temps, sont devenus méconnaissables, et au lieu de jeunes gens vieillis, courbés, essoufflés d'avoir monté trois étages, nous avons constaté chez eux toutes les apparences d'une bonne santé : le teint coloré, le redressement du corps, une vivacité dans les mouvements et la marche qui permettent de considérer ces anciens malades comme entièrement guéris. Et cependant ces malades avaient des lésions très graves et qui avaient autorisé leur médecin habituel à les considérer comme perdus.

Dans notre clinique de la rue Saint-Martin, nous n'avons pas constaté aussi souvent des cas aussi heureux; cela tient à ce que le plus grand nombre sont venus avec des lésions tellement considérables qu'il ne nous était pas possible d'espérer un retour complet à la santé ; la plupart de ces malades, malgré leur état pulmonaire grave, étaient obligés de travailler et enfin le plus grand nombre ne trouvaient pas chez eux, après un labeur souvent pénible, le bien-être nécessaire, l'hygiène [1] qui est le complément obligé de la méthode hypodermique chez les tuberculeux.

---

1. Cette partie du traitement se trouve brillamment développée dans une brochure parue en 1888 sous le nom du Dr J. Roussel. Elle porte le titre de : *Un cas grave de phtisie*. En voici le résumé : Pas de médicaments. Nourriture fractionnée, chaque deux heures. Cacao gras pour la nuit.

Ventilation permanente. Soleil. Température égale. Repos. Chemise de nuit en laine duvet. Habit en tricot.

Vaporisations d'essence sèche d'eucalyptus. Pâte pectorale verte d'eucalyptu pour l'antisepsie de la bouche.

Hydrolat de camphre, infusion de feuilles larges sèches d'eucalyptus pour l'antisepsie de l'intestin.

Pour l'antisepsie pulmonaire : injections sous-cutanées, pendant trois mois, d'eucalyptol végétal injectable de Roussel.

Spartéine, arséniate de strychnine. Plus tard, quelques injection de phosphates, de chlorures, de fer, etc.

Nos confrères auront quelques déceptions s'ils s'adressent à des malades malheureux et arrivés à la période ultime de la maladie (3° degré). Si, au contraire, ce sont des sujets jouissant d'une certaine aisance, bien logés, pouvant vivre à la campagne, ils auront des succès certains, étonnants même, en présence de lésions considérées par la Faculté comme incurables.

Nous engageons donc encore nos confrères à ne pas abandonner une arme qui est appelée à leur rendre, en peu de temps et fréquemment, des services que, pour l'instant, aucune méthode ne leur rendra. Quant à nous, notre conviction, depuis trois ans que nous pratiquons tous les jours la médecine hypodermique, est faite, bien arrêtée ; nous ne connaissons rien de mieux à employer dans les cas fréquents de chloro-anémie, bronchites, tuberculoses pulmonaires, asthmes, fièvres palustres, etc., etc., maladies qui entraînent avec elles une grande difficulté à supporter une médication interne.

Nous croyons bien faire, en terminant, de publier l'observation qu'un confrère de la province vient de nous envoyer et qui, sans mépriser la médication que des maîtres autorisés prescrivaient, malgré l'estomac intolérant de son malade, n'a pas craint d'employer la méthode hypodermique plutôt que d'assister impassible au pronostic fatal qui avait été posé.

Observation du docteur Farel, de Calvisson (Gard).

« Mon cher et honoré confrère,

« Un de mes clients a recouvré la santé après avoir présenté, pendant huit mois, les symptômes d'une affection cérébro-spinale ascendante, vertigineuse, pseudo-ataxique.

« Ce malade dyspeptique, à langue saburrale, avait un estomac d'une intolérance telle que médication, alimentation ne semblaient plus possibles (septembre 1890, janvier 1891). Cette intolérance est améliorée par le lavage stomacal, la diète lactée et surtout par le traitement hypodermique (fer, phosphate injectable du docteur Roussel).

« Du mois de février à mai 1891, l'affection de mon malade présente de nouveaux symptômes : affection névralgique cérébelleuse et cérébrale, à forme syncopale bradicardiaque, à crises périodiques matutinales ayant résisté à la quinine à haute dose, à l'antipyrine, à l'exalgine, par la bouche, mais qui cède aux injections hypodermiques de morphine, d'exalgine, d'étoxy-caféine et surtout de quinine et d'antipyrine (liquides Roussel).

« Je n'entrerai pas dans les détails de cette longue observation. Je me contenterai de la résumer en rapportant le diagnostic, le pronostic et le traitement adoptés dans les consultations qu'amenait chaque période critique.

« Mon diagnostic fut, dès le début : vertigo a stomacho læso ; le traitement prescrit : diète au bouillon, fut mal suivi ; plus tard, diète lactée mal tolérée.

« Le traitement général, fer et phosphate, conseillé dans son cabinet par un confrère de la ville, ne fut pas supporté par l'estomac ; je le remplaçai par l'équivalent en liquides Roussel, fer et phosphate injectables.

« Le 1er novembre 1890, en consultation avec un confrère de la ville, nous pensons à une affection ulcéreuse de l'estomac.

« Le 4 novembre 1890, avec le professeur Castang, nous pensons avoir affaire à une affection gastrique, vertigineuse, non ulcéreuse, réservant une origine nerveuse centrale (sclérose des cordons postérieurs ?).

« Traitement : Lavage stomacal, pointes de feu le long du rachis, *pronostic grave.*

« Je continuai le traitement hypodermique ferrugineux et phosphaté.

« Au commencement de décembre, une douleur cervico-occipitale me détermina à appliquer une seconde fois des pointes de feu rachidiennes.

« L'amélioration gastrique se dessine jusqu'à une rechute, fin décembre, par écart de régime.

« Le 4 janvier 1891, après une nouvelle douleur occipito-cervicale et une nouvelle application de pointes de feu, nous examinons le malade avec le professeur Grasset et notre conclusion fut : affection médullaire (?), sclérose des cordons latéraux, alcoolisme relatif (??), *pronostic grave.*

« Traitement : Lavage de l'estomac, diète lactée, pointes de feu chaque dix jours (elles ne furent pas acceptées avant le 20), au besoin

4

cautères à la région dorsale; potion iodo-bromuro-arsénicale. Cette dernière fut rejetée au bout de cinq jours.

« J'injectai alors et alternativement les injections de fer, phosphate, arsenic (liquides Roussel).

« Vers la fin du mois, le malade refuse le lait et réclame un autre régime.

« De concert avec le professeur Castang, nous le lui accordons et fîmes cette fois le diagnostic d'affection vertigineuse cérébelleuse, affection gastrique améliorée. Traitement : pointes de feu tous les huit jours. Elles furent appliquées régulièrement à cinq reprises différentes. Les injections sous-cutanées sont continuées.

« Entre la mi-janvier et la mi-février, l'affection prend la forme de douleurs vertigineuses, occipito-frontales, avec lenteur du pouls, pâleur de la face, tache méningitique, à crises périodiques de 2 heures du matin à midi.

« L'alimentation reprenait dès que la crise s'amendait. Le 20 février, avec mon confrère de la ville, nous reconnaissons la périodicité marquée, la localisation méningitique et la nécessité du traitement quinique par la bouche.

« L'influence de la quinine semble certaine, mais faible, lorsque, le 2 mars, l'administration de doses de quinine pendant l'accès amène une crise violente qui n'est calmée que le soir par des injections hypodermiques d'antipyrine.

« Le lendemain, le professeur Castang conseille de renoncer à la quinine, de donner l'antipyrine et au besoin d'établir un séton à la nuque. Un calme relatif s'établit jusqu'au 15 mars où la périodicité s'accentue d'une façon évidente.

« Je reprends la quinine, mais vers la fin du mois je ne compte plus sur l'absorption stomacale. Les crises sont régulièrement périodiques, tenaces; les inhalations de chloroforme les modèrent sans les faire disparaître.

« Je me fais envoyer les solutions injectables de quinine et antipyrine et d'étoxy-caféine Roussel.

« Les crises apparaissent toujours et le professeur Grasset, appelé en consultation, assiste à l'une d'elles, l'avant-dernière.

« Le diagnostic est cette fois : tumeur cérébrale, *pronostic fatal*. Traitement : Quinine à haute dose par la bouche, — obligé d'y renoncer le 5e jour, séton à la nuque, calomel.

« Le lendemain, une crise des plus violentes menace la vie du malade par arrêt du cœur et nous oblige à mettre en œuvre un traitement varié : inhalation de chloroforme, injections hypodermiques, surtout une d'étoxy-caféine Roussel qui relève le pouls de

40 à 80; cette crise cède enfin à des lavements de chloral.

« Le lendemain je profite de la rémission pour administrer 4 injections de quinine et antipyrine et renonce définitivement à la quinine par la bouche.

« Quatre injections quotidiennes sont administrées jusqu'au 1er avril, 2 jusqu'au 6 et 1 le 7.

« Les crises ne se sont pas reproduites; l'état vertigineux s'est maintenu jusqu'à la fin du mois en décroissant insensiblement. La dyspepsie a disparu.

« Le mieux s'accentue dans le courant du mois de mai et s'établit définitivement.

« Tous mes honorables confrères ont été surpris.

« Le professeur Grasset qualifiait par écrit l'amélioration de remarquable.

« Il s'agit pour moi d'un impaludisme à localisation cérébro-spinale, chez un névropathe.

« Cette affection a bien pu être contractée à la campagne de mon client, située dans le territoire d'Aimargues (vignes submergées).

« C'est là que le premier vertige, perte complète d'équilibre, est venu terrasser le malade et signer la date de l'invasion.

« En raison de la longueur de cette observation, je ne crois pas devoir, cher confrère, vous en envoyer d'autres où les bons effets des injections hypodermiques employées seules ont donné des résultats merveilleux.

« Agréez, etc., etc. »

Pour finir, citons deux observations du Dr Hamon de Fresnay au sujet des remarquables effets de la quinine administrée par voie hypodermique.

Observation I.

Ovarite d'origine puerpérale à répétition. Durée 17 ans.

Mme X., *âgée de 37 ans.* — Souffre cruellement depuis 17 ans, surtout aux époques menstruelles. Péritonite, suite de couches. État général déplorable. Estomac ruiné par le fer, le quinquina, les injections de morphine qui constituaient le traitement des nombreux confrères consultés auparavant.

Au mois de mai 1890 nous constatons :

Métro-ovarite aiguë cataméniale, compliquée de péritonite sub-aiguë.

Traitement : Injections de bichlorhydrate soluble de quinine (0,20) renouvelées plusieurs jours de suite et qui mirent fin, au bout de très peu de temps, aux accidents dont souffrait depuis 17 ans cette malade.

Pour prévenir toute rechute nous eûmes recours encore quelque temps et trois fois par semaine aux injections de bichlorhydrate de quinine.

Fin juin, fin juillet, règles normales. A peine quelques douleurs.

Depuis ce moment, l'état de cette malade est des plus satisfaisants. Elle est débarrassée de ses migraines et jouit d'une excellente santé. Elle n'en continuera pas moins son traitement et subira ses injections quiniques à des intervalles de plus en plus éloignés.

Pour plus de détails se reporter aux n°ˢ de juin et juillet 1890 des *Nouvelles médicales.*

Observation II.

Pleurésie purulente, consécutive à l'influenza. Double thoracentèse.
État désespéré.

Mme X., âgée de 19 ans, délicate, mariée à 17 ans, fausse couche 5 mois après le mariage. Peu après un accouchement à terme, grippe, pleurésie, nécessitant deux fois la thoracentèse.

Nous la voyons le 3 juillet 1890.

Profondément débilitée. Toux continuelle. Frissons. Tous les deux jours, une injection sous-cutanée de bichlorhydrate de quinine (0,20). Résultats aussi rapides que remarquables. L'appétit se réveille. Les forces se relèvent. Le sommeil revient. Dès la fin du mois, le côté gauche de la cage thoracique avait à ce point repris son aptitude qu'il ne présentait plus que 2 centimètres de moins que le périmètre opposé. A la date du 15 août, différence 1 centimètre. La malade fait à pied de 3 à 4 kilomètres. L'amélioration est croissante et se prononce de jour en jour.

Nous n'en finirions pas de publier des observations concluantes et démontrant la prompte efficacité de la méthode hypodermique.

Nous pourrions en publier plus de cent, de chloro-anémie, prouvant surabondamment que par les injections de salicylate de fer, l'arséniate de strychnine et le phosphate, on peut obtenir en peu de temps une amélioration durable et avec un peu de persistance une guérison certaine, même dans les cas les plus désespérés.

Cela tient sans aucun doute à ce que tout le médicament injecté sous la peau est absorbé jusqu'à la dernière goutte par les nombreux capillaires ou les lymphatiques qui forment un immense réseau sous le tissu cellulaire sous-cutané.

Il ne peut pas en être ainsi pour l'administration du médicament par la bouche.

L'estomac de la plupart des malades, et particulièrement celui des anémiques et des phtisiques, offre de mauvaises conditions d'absorption. La digestion qui se fait difficilement chez la plupart est retardée par la quantité de drogues qu'ils sont tenus d'avaler à différentes heures de la journée.

Et que deviennent ces drogues? N'en reste-t-il pas une certaine quantité en route et n'en retrouverait-on pas dans les selles? Il est prouvé en effet qu'une partie des médicaments ingérés est retrouvée dans les matières fécales et souvent en très grande quantité.

Le médicament ne subit-il pas en outre une modification qui le rend insoluble ou qui le dénature, se trouvant en contact soit des aliments, soit des acides de l'estomac ou de l'intestin?

Si les produits de sécrétion, si les matières alimentaires ou leurs résidus qui séjournent dans l'estomac le décomposent, qu'en reste-t-il?

C'est ce qu'on ignore le plus souvent et qui décourage médecin et malade qui ne voient ni l'un ni l'autre survenir l'amélioration recherchée.

Enfin si une partie du médicament n'a pas été dénaturée, et s'il y a absorption, elle ne peut se faire que très lentement, et son passage dans la grande circulation subit toujours un retard considérable.

Nous l'avons vu, il n'en est pas de même par l'injection sous-cutanée.

Sous la peau il est immédiatement porté dans le torrent circulatoire. Il manifeste souvent sa présence immédiate par une odeur (*sui generis*) dans la bouche du malade[1].

Cette absorption rapide du médicament nous l'avons constatée maintes fois chez nos anémiques, qui au bout de quelques injections (7 à 8) se trouvaient bien et ne jugeaient pas à propos de continuer.

Chez les phtisiques au 1er et 2e degré, le mieux est constaté dès le premier mois de traitement et très souvent à un tel point que les malades se croient assez guéris pour abandonner leur traitement.

Notre observation n° X nous a surtout frappé par une amélioration qui persiste depuis plus d'un mois non seulement sur l'état général, mais aussi par les lésions pulmonaires qui nous avaient fait craindre par leur étendue l'insuccès de notre traitement.

Nous avons dit que pour l'anémie ou chloro-anémie, les phosphates, les arséniates et le salicylate de fer faisaient la base de notre traitement, nous n'y reviendrons pas si ce n'est pour conseiller encore une fois à nos confrères d'en essayer toutes les fois qu'ils rencontreront un estomac rebelle à une médication interne.

Pour la tuberculose pulmonaire que convient-il d'employer ?

Nos observations ne font mention que d'injections à l'Eucalptol, au phéneucalyptol, à la spartéine, arséniate, phosphate et fer.

Nous n'en avons pas moins essayé, chez plusieurs de nos malades de la clinique qui ont bien voulu s'y soumettre, des injections à l'Eucalyptol gaïacolé et iodoformé (formule Picot), nous avons dû y renoncer bientôt, nos

---

1. Par exemple si on injecte de l'eucalyptol, du menthol, du thymol et en général toutes les essences qui s'éliminent par les bronches.

malades se plaignant de diarrhée, de douleurs à l'estomac (dyspepsies), d'inappétence, etc., etc.

Tous ces produits à la base de créosote avaient du reste été essayés depuis longtemps par le Dr Roussel; il les avait soumis au contrôle d'une sérieuse expérimentation et finalement les a rejetés de son formulaire.

Malgré ses conseils, ne voulant pas tenir compte de sa longue expérience, nous essayons encore aujourd'hui la créosote dans l'huile stérilisée, l'eucalyptol iodoformé sans créosote et toutes les préparations récemment prônées.

Nous ne constatons encore aucun des bons résultats que nous a donnés jusqu'à ce jour l'eucalyptol.

C'est donc la formule Roussel que nous recommandons, c'est l'eucalyptol simple ou à double dose, c'est le phéneucalyptol, c'est l'eucalyptol phosphoré qu'il faut employer; ce sont ces différentes formules associées à d'autres adjuvants (spartéine, arséniate) qui nous ont donné des résultats et le droit d'affirmer que certaines phtisies sont guérissables et toujours améliorées même chez les malades affaiblis, obligés de garder le lit et arrivés à la période d'abandon.

Depuis trois ans que nous pratiquons la méthode hypodermique dans tous les cas rebelles à la médication interne, nous pouvons aujourd'hui, par un grand nombre d'observations, en affirmer et l'innocuité et l'efficacité.

Encore une fois, que nos confrères, sans proscrire absolument la voie stomacale, en fassent toujours usage dans la tuberculose et dans tous les cas que nous avons cités plus haut.

Leurs malades et eux-mêmes en seront satisfaits.

Dr BOISSON,
A Sceaux (Seine)

www.ingramcontent.com/pod-product-compliance
Lightning Source LLC
Chambersburg PA
CBHW061204220925
32969CB00045B/1596